Anna Pratima Nikalje

Nanotecnologia e suas aplicações na medicina

Anna Pratima Nikalje

Nanotecnologia e suas aplicações na medicina

Aplicações da nanotecnologia na medicina

ScienciaScripts

Imprint

Any brand names and product names mentioned in this book are subject to trademark, brand or patent protection and are trademarks or registered trademarks of their respective holders. The use of brand names, product names, common names, trade names, product descriptions etc. even without a particular marking in this work is in no way to be construed to mean that such names may be regarded as unrestricted in respect of trademark and brand protection legislation and could thus be used by anyone.

Cover image: www.ingimage.com

This book is a translation from the original published under ISBN 978-3-330-65346-7.

Publisher:
Sciencia Scripts
is a trademark of
Dodo Books Indian Ocean Ltd. and OmniScriptum S.R.L publishing group

120 High Road, East Finchley, London, N2 9ED, United Kingdom
Str. Armeneasca 28/1, office 1, Chisinau MD-2012, Republic of Moldova, Europe
Printed at: see last page
ISBN: 978-620-8-16308-2

Nanotecnologia e suas aplicações na medicina

Anna Pratima Nikalje*

Departamento de Química Farmacêutica

Faculdade de Farmácia Y.B. Chavan, Campus Dr. Rafiq Zakaria,

Rauza Bagh

Aurangabad- 431001. Maharashtra, Índia.

Autor correspondente *Email: annapratimanikalje@gmail.com,

Telemóvel: +91 9168929111

Intitulado: Aplicações da nanotecnologia na medicina

Índice

Resumo

A nanotecnologia é o estudo de estruturas extremamente pequenas, com dimensões entre 0,1 e 100 nanómetros. A nanomedicina é um domínio relativamente novo da ciência e da tecnologia. É dada uma breve explicação dos vários tipos de nanossistemas farmacêuticos. É apresentada a classificação dos nanomateriais com base nas suas dimensões. É discutida em pormenor uma aplicação da nanotecnologia em vários domínios, como a saúde e a medicina, a eletrónica, a energia e o ambiente. São explicadas as aplicações das nanopartículas na administração de medicamentos, na administração de proteínas e péptidos e no cancro. São apresentadas as aplicações de vários nanossistemas na terapia do cancro, como o nanotubo de carbono, os dendrímeros, os nanocristais, os nanofios, as nanoconchas, etc. Os avanços da nanotecnologia contribuem para o tratamento de doenças neuro-degenerativas, como a doença de Parkinson e a doença de Alzheimer. As aplicações da nanotecnologia no tratamento da tuberculose, das infecções por VIH, das infecções microbianas, a aplicação clínica da nanotecnologia na odontologia operatória, na oftalmologia, na cirurgia, na visualização, na engenharia de tecidos, na resistência aos antibióticos e na resposta imunitária são abordadas neste artigo. Os nanofármacos podem ser utilizados para detetar doenças em fases muito mais precoces.

Palavras chave: Nanodispositivos, nanomateriais, nanomedicina, nanoprodutos farmacêuticos, administração de medicamentos.

Introdução

Os progressos no domínio da nanotecnologia e as suas aplicações no domínio dos medicamentos e dos produtos farmacêuticos revolucionaram o século XX. A nanotecnologia (1) é o estudo de estruturas extremamente pequenas. O prefixo "nano" é uma palavra grega que significa "anão". A palavra "nano" significa tamanho muito pequeno ou em miniatura. A nanotecnologia é o tratamento de átomos, moléculas ou compostos individuais em estruturas para produzir materiais e dispositivos com propriedades especiais. As nanotecnologias implicam um trabalho de cima para baixo, ou seja, a redução da dimensão de grandes estruturas para estruturas mais pequenas, por exemplo, aplicações fotónicas em nanoelectrónica e nanoengenharia, de cima para baixo ou de baixo para cima, o que implica a transformação de átomos e moléculas individuais em nanoestruturas e se assemelha mais à química e à biologia.

A nanotecnologia lida com materiais com dimensões compreendidas entre 0,1 e 100 nanómetros; no entanto, é também inerente que estes materiais apresentem propriedades diferentes das dos materiais a granel, como a condutividade eléctrica, a reatividade química, o magnetismo, os efeitos ópticos e a resistência física, devido à sua pequena dimensão. A nanotecnologia trabalha a matéria em dimensões da escala nanométrica (1-100 nm), pelo que pode ser utilizada para uma vasta gama de aplicações e para a criação de vários tipos de nanomateriais e nanodispositivos.

1. História da nanotecnologia

O desenvolvimento no domínio da nanotecnologia teve início em 1958 e as várias fases de desenvolvimento foram resumidas no Quadro 1.

Quadro 1: Evolução periódica da nanotecnologia

Year	Development in nanotechnology
1959	R. Feynman initiated thought process
1974	The term nanotechnology was used by Taniguchi for the first time.
1981	IBM Scanning Tunneling Microscope
1985	"Bucky Ball"
1986	First book on nanotechnology Engines of Creation published by K. Eric Drexler, Atomic Force Microscope
1989	IBM logo was made with individual atoms
1991	S. Iijima discovered Carbon Nano tube for the first time.
1999	– 1st nano medicine book by R. Freitas "Nano medicine" was published

2000	For the first time National Nanotechnology Initiative was launched
2001	For developing theory of nanometer-scale electronic devices and for synthesis and characterization of carbon nanotubes and nano wires, Feynman Prize in Nanotechnology was awarded
2002	Feynman Prize in Nanotechnology was awarded for using DNA to enable the self-assembly of new structures and for advancing our ability to model molecular machine systems.
2003	Feynman Prize in Nanotechnology was awarded for modeling the molecular and electronic structures of new materials and for integrating single molecule biological motors with nano-scale silicon devices.
2004	First policy conference on advanced nanotech was held. First center for nano mechanical systems was established, Feynman Prize in Nanotechnology was warded for designing stable protein structures and for constructing a novel enzyme with an altered function.

2005-2010	3D Nano systems like robotics, 3D networking and active nano products that change their state during use were prepared.
2011	Era of molecular nano technology started

2. Nanoescala e nanoestruturas

A escala nanométrica é o local onde as propriedades das coisas mais comuns são determinadas, imediatamente acima da escala de um átomo. Os objectos à escala nanométrica têm pelo menos uma dimensão (altura, comprimento, profundidade) que mede entre 1 e 999 nanómetros (1-999 nm).

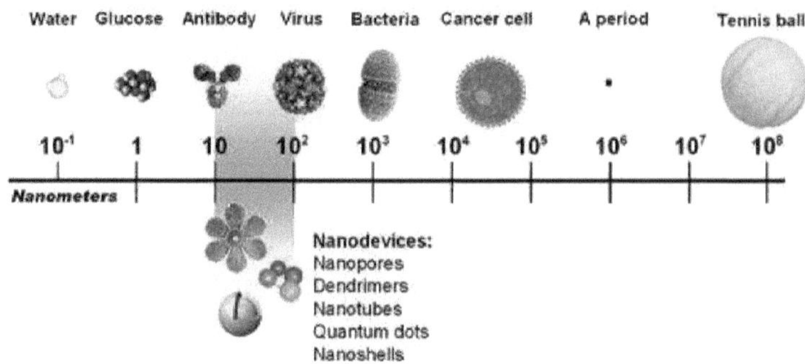

Fig 1 Nanoescala e nanoestruturas

Segue-se uma breve explicação do nanossistema farmacêutico: Como mostra o diagrama esquemático (Fig. 2), a nanotecnologia farmacêutica divide-se em dois tipos básicos de nanoferramentas: **nanomateriais** e **nanodispositivos**. Estes materiais podem ser subclassificados em materiais **nanocristalinos** e materiais nanoestruturados. **A nano**

estrutura consiste em nanopartículas, denderímeros, micelas, conjugados de medicamentos, nanopartículas metálicas, etc.

Nano tubos de carbono: Trata-se de pequenas macromoléculas que são únicas pelo seu tamanho, forma e propriedades físicas únicas. Os nano tubos têm algumas vantagens especiais em relação a outros sistemas de administração de medicamentos e de diagnóstico devido às suas propriedades físicas únicas.

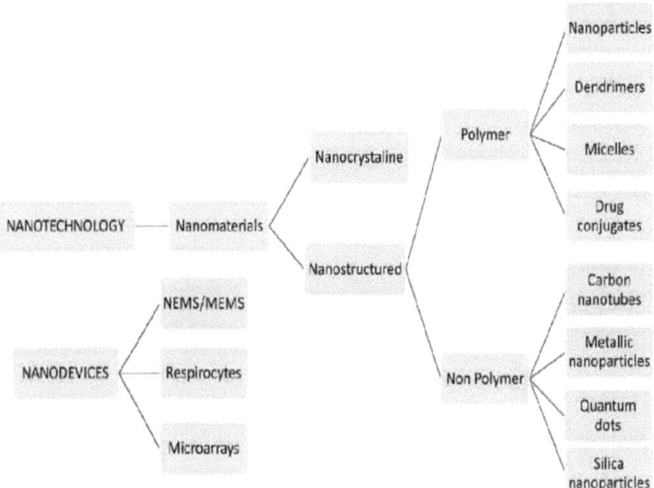

Fig 2: Diagrama esquemático de vários tipos de nano sistemas farmacêuticos
Nano partículas metálicas:

As nanopartículas metálicas têm sido utilizadas na administração de medicamentos, especialmente no tratamento do cancro, e também em biossensores. Entre os vários metais, as nanopartículas de prata e ouro são de importância primordial para utilização biomédica (Fig. 3).

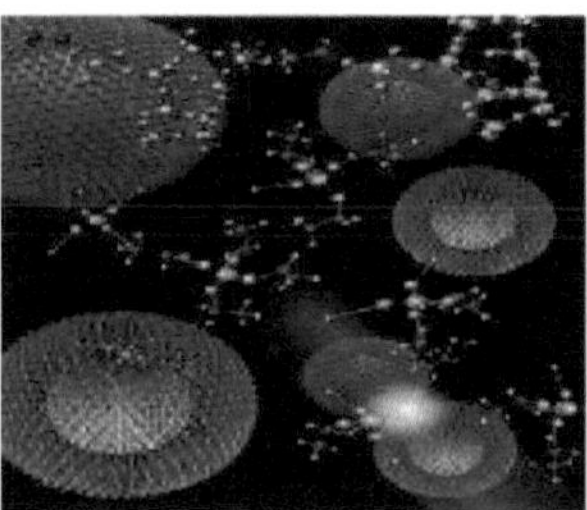

Fig. 3: Nano partículas de ouro funcionalizadas na superfície

Lipossomas: Estes têm sido amplamente explorados e os nanoportadores mais desenvolvidos para a administração de fármacos novos e direcionados, devido ao seu pequeno tamanho, que é de 50-200 nm. Quando os fosfolípidos secos são hidratados, formam-se vesículas fechadas (Fig. 4). Os lipossomas são biocompatíveis, versáteis e têm uma boa eficiência de aprisionamento. Têm aplicação na circulação prolongada e na administração passiva e ativa de genes, proteínas e péptidos.

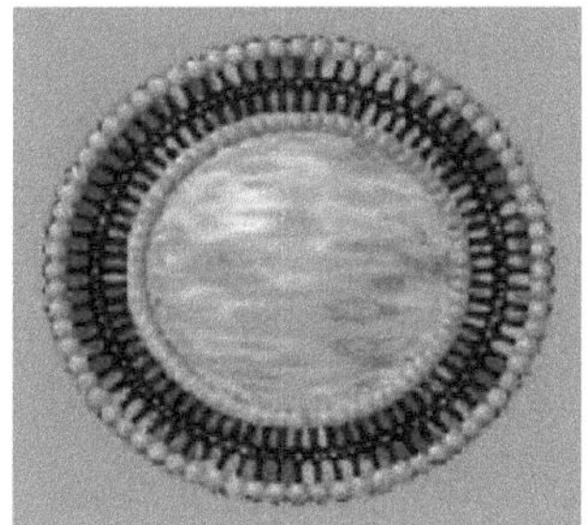

Fig. 4: Estrutura dos lipossomas

Dendrímeros: Os dendrímeros são estruturas hiper ramificadas, semelhantes a árvores. Contêm três regiões diferentes: a parte central, as unidades ramificadas e a superfície estreitamente compactada. (Fig.5). Têm uma estrutura globular e encerram cavidades internas. O seu tamanho é inferior a 10 nm. São utilizadas para a administração controlada de material bioativo em circulação prolongada, para a administração orientada de partículas bioactivas a macrófagos e para a administração orientada para o fígado.

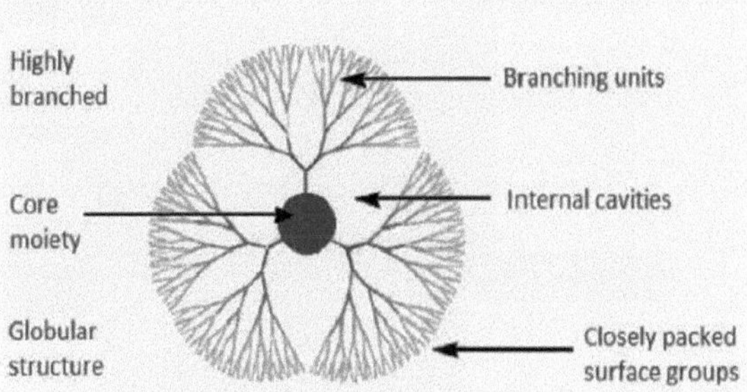

Fig. 5: Representação esquemática de um dendrímero mostrando o núcleo e as ramificações, e superfície

3. Classificação dos nanomateriais

Os nanomateriais podem ser classificados em termos de dimensão nas seguintes

categorias

Exemplos de classificação

- As nano varetas e os nano fios têm dimensões inferiores a 100 nm.

- Os tubos, fibras e plaquetas têm dimensões inferiores a 100 nm,

- As partículas, os pontos quânticos, as esferas ocas têm zero ou 3 dimensões <

100nm.

Com base na composição das fases, os nanomateriais em diferentes fases

podem ser classificados como

- Os nano materiais são designados por sólidos monofásicos. As partículas

cristalinas, amorfas e as camadas estão incluídas nesta classe.

- Os compósitos de matriz e as partículas revestidas estão incluídos nos sólidos

multifásicos.

- Os sistemas multifásicos de nanomateriais incluem colóides, aerogéis, fluidos

de ferro, etc.

4. Abordagens de fabrico

As duas principais abordagens (2) para obter nanomateriais são: uma é a abordagem bottom up e a outra é a abordagem top down. A abordagem "de baixo para cima" produz componentes que são feitos de moléculas individuais, e as forças covalentes que as mantêm unidas são muito mais fortes do que as forças que mantêm unidas as componentes à escala macro. Uma enorme quantidade de informação pode ser armazenada em dispositivos construídos de baixo para cima. Por exemplo, a utilização de AFM, as técnicas de fase líquida baseadas em micelas inversas, o processamento sol-gel e a deposição química de vapor (CVD), a pirólise laser e a auto-montagem molecular utilizam uma abordagem ascendente para o fabrico de materiais à escala nanométrica.

O fabrico de topo envolve a construção de peças através de métodos como o corte, o entalhe e a moldagem e, devido às nossas limitações nestes processos, ainda não foi possível fabricar nanodispositivos altamente avançados. A ablação por laser, a fresagem, a nano-litografia, a técnica hidrotérmica, a deposição física de vapor e o método eletroquímico (galvanoplastia) utilizam uma abordagem descendente para o fabrico de materiais à escala nanométrica.

Todos os elementos da tabela periódica podem ser utilizados na nanotecnologia, dependendo do material-alvo que se pretende fabricar, desde a nano medicina até ao nano betão, passando pela nano eletrónica. A nanotecnologia dá-nos a oportunidade de sintetizar blocos de construção à escala nanométrica com controlo do tamanho, da composição, etc. O fabrico de materiais será revolucionado através da sua posterior montagem em estruturas maiores com propriedades concebidas. Sem maquinagem, os metais, os polímeros, as cerâmicas, etc., podem ser fabricados com uma forma exacta

A nanotecnologia pode beneficiar a catálise química devido ao rácio superfície/volume extremamente grande. As várias aplicações das nanopartículas em catálise vão desde as células de combustível até aos conversores catalíticos e dispositivos fotocatalíticos. São também importantes para a produção de produtos químicos. A revolução moderna na catálise deve-se à disponibilidade de quantidades comerciais ilimitadas de zeólitos.

5. Aplicações da nanotecnologia

Os diferentes domínios que encontram potenciais aplicações da nanotecnologia são os seguintes:

a. Saúde e medicina

b. Eletrónica

c. Transporte

d. Energia e ambiente

e. Exploração espacial

Nanotecnologia na saúde e na medicina

Ainda hoje, várias doenças, como a diabetes, o cancro, a doença de Parkinson, a doença de Alzheimer, as doenças cardiovasculares e a esclerose múltipla, bem como diferentes tipos de doenças inflamatórias ou infecciosas graves (por exemplo, o VIH), constituem um elevado número de doenças graves e complexas que colocam um grande problema à humanidade. A nanomedicina é uma aplicação da nanotecnologia que actua no domínio da saúde e da medicina. A nanomedicina utiliza nanomateriais e biossensores nanoelectrónicos. No futuro, a nanomedicina beneficiará a nanotecnologia molecular. A área médica da aplicação da nanociência tem muitos benefícios previstos e é potencialmente valiosa para todas as raças humanas.

Com a ajuda da nanomedicina, é possível a deteção e a prevenção precoces, a melhoria do diagnóstico, o tratamento adequado e o acompanhamento das doenças. Certas partículas à escala nanométrica são utilizadas como marcadores e etiquetas, os testes biológicos podem ser efectuados rapidamente, os testes tornaram-se mais sensíveis e mais flexíveis. A sequenciação de genes tornou-se mais eficiente com a invenção de nanodispositivos como as nanopartículas de ouro. Estas partículas de ouro, quando marcadas com segmentos curtos de ADN, podem ser utilizadas para a deteção da sequência genética numa amostra.

Com a ajuda da nanotecnologia, os tecidos danificados podem ser reproduzidos ou reparados. Estas células, ditas artificialmente estimuladas, são utilizadas na engenharia de tecidos, o que poderá revolucionar o transplante de órgãos ou implantes artificiais. Com a ajuda de nano tubos de carbono, podem ser desenvolvidos biossensores avançados com caraterísticas inovadoras. Estes biossensores podem ser utilizados em astrobiologia e podem lançar luz sobre o estudo das origens da vida. Esta tecnologia está também a ser utilizada para desenvolver sensores para o diagnóstico do cancro. Embora os CNT sejam inertes, podem ser funcionalizados na ponta com uma molécula de sonda. O seu estudo utiliza a AFM como plataforma experimental.

i. Identificada a molécula-sonda que serve de assinatura das células leucémicas

ii. O fluxo de corrente devido à hibridação será feito através do elétrodo de CNT para um chip IC.

iii. Desenvolvimento de protótipos de cateteres biossensores. A nanotecnologia tem dado um excelente contributo no domínio da investigação sobre células estaminais. Por exemplo, as nanopartículas magnéticas (MNPs) têm sido utilizadas com êxito para isolar e agrupar células estaminais. Os pontos quânticos foram utilizados para a imagiologia molecular e o rastreio de células estaminais. Para a administração de genes ou de fármacos às células estaminais, foram utilizados nanomateriais como os nanotubos de carbono, os CNT fluorescentes e as MNP fluorescentes. Foram concebidas nanoestruturas únicas para a regulação controlável da proliferação e diferenciação de células estaminais através de nanoestruturas únicas. Todos estes avanços aceleram o desenvolvimento das células estaminais com vista à sua aplicação na medicina regenerativa (3). As recentes aplicações da nanotecnologia na investigação de células estaminais prometem abrir novas vias na medicina regenerativa. A nanotecnologia pode ser uma ferramenta valiosa para rastrear e obter imagens de células estaminais, para conduzir a sua diferenciação em linhagens celulares específicas e, em última análise, para compreender a sua biologia. Espera-se que isto conduza a terapêuticas baseadas em células estaminais para a prevenção, o diagnóstico e o tratamento de doenças humanas (4).

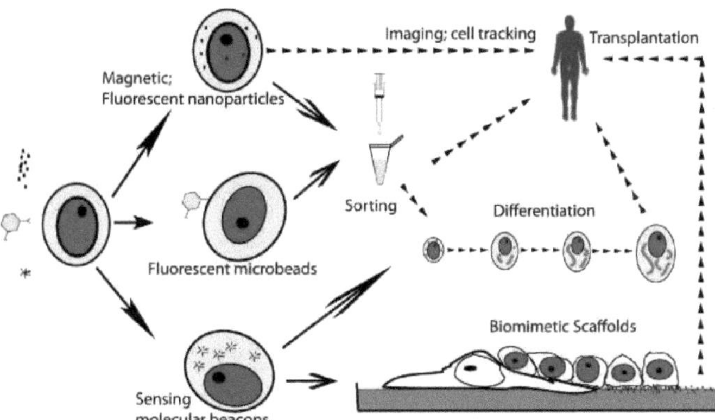

Fig . 6 Aplicações da nanotecnologia na biologia e medicina das células estaminais.

Os nanodispositivos podem ser utilizados na investigação de células estaminais para as localizar e visualizar. Têm aplicações na ciência fundamental e na medicina translacional. As células estaminais podem ser moduladas através da mistura de nanoportadores com moléculas biológicas. Os nanodispositivos podem ser utilizados para o acesso intracelular e também para a entrega inteligente e a deteção de biomoléculas. Estas tecnologias têm um grande impacto no microambiente das células estaminais e nos estudos de engenharia de tecidos e têm um grande potencial para aplicações biomédicas (5).

Nanotecnologia, energia e ambiente

A nanotecnologia desempenhará um papel fundamental nos próximos 50 anos, protegendo o ambiente e fornecendo energia suficiente para um mundo em crescimento. As tecnologias avançadas

As técnicas de nanotecnologia podem contribuir para o armazenamento de energia, a sua conversão noutras formas, o fabrico ecológico de materiais e o melhoramento das fontes de energia renováveis.

A nanotecnologia pode ser utilizada para a produção de energia menos dispendiosa e para energias renováveis, na tecnologia solar, nanocatálise, células de combustível e tecnologia do hidrogénio. As células de combustível com nanotubos de carbono são utilizadas para armazenar hidrogénio, pelo que têm aplicação em veículos eléctricos

A nanotecnologia é utilizada na energia fotovoltaica, para a tornar mais barata, mais leve e mais eficiente, que pode reduzir a combustão dos poluentes do motor através de filtros nano porosos e pode limpar os gases de escape mecanicamente, com a ajuda de conversores catalíticos constituídos por partículas de metais nobres à escala nanométrica e por revestimentos catalíticos nas paredes dos cilindros e nanopartículas catalíticas como aditivo para combustíveis.

A nanotecnologia pode ajudar a desenvolver novas tecnologias ecológicas e verdes que podem minimizar a poluição indesejável. A iluminação de estado sólido pode reduzir o consumo total de eletricidade. As abordagens nanotecnológicas podem levar a uma forte redução do consumo de energia para iluminação.

Utilização médica de nanomateriais

A nanomedicina é um domínio relativamente novo da ciência e da tecnologia. Ao interagir com moléculas biológicas à escala nanométrica, a nanotecnologia alarga o campo de investigação e aplicação. As interações de nanodispositivos com moléculas biológicas podem ser compreendidas tanto no meio extracelular como no interior das células humanas. O funcionamento à escala nanométrica permite a exploração de propriedades físicas diferentes das observadas à escala micro, como a relação volume/superfície.

Duas formas de nanomedicina que já foram testadas em ratos e aguardam ensaios em humanos: a utilização de nano-conchas de ouro para ajudar a diagnosticar e curar o cancro e a utilização de lipossomas como adjuvantes de vacinas e como veículos para o transporte de medicamentos (6,7). Do mesmo modo, a desintoxicação de drogas é também outra aplicação da nanomedicina, que tem sido utilizada com êxito em ratos.

As tecnologias médicas podem utilizar dispositivos mais pequenos, que são menos invasivos e podem ser implantados no interior do corpo, e os seus tempos de reação bioquímica são muito mais curtos. Em comparação com os dispositivos típicos de administração de medicamentos, os nanodispositivos são mais rápidos e mais sensíveis (8).

Administração de medicamentos

Na nanotecnologia, as nanopartículas são utilizadas para a administração de medicamentos em locais específicos. Nesta técnica, é utilizada a dose necessária de fármaco e os efeitos secundários são significativamente reduzidos, uma vez que o agente ativo é depositado apenas na região mórbida. Esta abordagem altamente selectiva pode reduzir os custos e a dor dos doentes. Por conseguinte, são utilizadas várias nanopartículas, como os dendrímeros e os materiais nanoporosos. As micelas obtidas a partir de copolímeros em bloco são utilizadas para o encapsulamento de fármacos. Transportam pequenas moléculas de fármacos para o local desejado. Do mesmo modo, os sistemas nanoelectromecânicos são utilizados para a libertação ativa de fármacos. As nanopartículas de ferro ou as conchas de ouro estão a ter uma aplicação importante no tratamento do cancro. Uma medicina direcionada reduz o consumo de medicamentos e as despesas de tratamento, tornando o tratamento dos doentes rentável.

Os nanomedicamentos utilizados para a administração de medicamentos são constituídos por partículas ou moléculas à escala nanométrica que podem melhorar a biodisponibilidade dos medicamentos. Para maximizar a biodisponibilidade em locais específicos do corpo e ao longo de um período de tempo, a seleção de alvos moleculares é feita por dispositivos de nanotecnologia, como os nanorrobôs (9). As moléculas são direcionadas e a administração de medicamentos é feita com precisão celular. A imagiologia *in vivo* é outra área em que estão a ser desenvolvidas ferramentas e dispositivos nanométricos para a imagiologia in vivo. Utilizando imagens de nanopartículas, como no caso dos ultra-sons e da ressonância magnética, as nanopartículas são utilizadas como contraste. Os materiais nanométricos estão a ser desenvolvidos para o tratamento eficaz de doenças como o cancro. Com o avanço da nanotecnologia, podem ser criados nanodispositivos biocompatíveis auto-montados que detectam as células cancerosas e avaliam automaticamente a doença, curam-na e elaboram relatórios.

As propriedades farmacológicas e terapêuticas dos medicamentos podem ser melhoradas através da conceção adequada de sistemas de administração de medicamentos, mediante a utilização de nanopartículas à base de lípidos e polímeros. (10) A força dos sistemas de administração de fármacos reside na sua capacidade de alterar a farmacocinética e a biodistribuição do fármaco. As nanopartículas são concebidas para evitar os mecanismos de defesa do organismo (11) e podem ser utilizadas para melhorar a administração de medicamentos. Estão a ser desenvolvidos novos e complexos mecanismos de administração de fármacos, que podem fazer com que estes atravessem as membranas celulares e entrem no citoplasma das células, aumentando assim a sua eficácia. A resposta despoletada é uma forma de as moléculas de fármacos serem utilizadas mais eficazmente. Os fármacos que são colocados no corpo podem ser activados apenas quando recebem um sinal específico. Um fármaco com fraca solubilidade será substituído por um sistema de administração de fármacos com melhor solubilidade devido à presença de ambientes hidrofílicos e hidrofóbicos (12). Os danos causados aos tecidos pelo fármaco podem ser evitados com a administração de fármacos, através da libertação regulada do fármaco. Com os sistemas de administração de fármacos, é possível reduzir a depuração do fármaco do organismo, alterando a farmacocinética do fármaco. Os potenciais nanofármacos actuarão através de mecanismos muito específicos e bem compreendidos; um dos principais impactos da nanotecnologia e da nanociência será o desenvolvimento de fármacos completamente novos com um comportamento mais útil e menos efeitos secundários.

Assim, as nanopartículas são instrumentos promissores para o avanço da administração de fármacos, como sensores de diagnóstico e de bioimagem. A biodistribuição destas nanopartículas é ainda imperfeita devido às reacções complexas do hospedeiro a materiais de tamanho nano e micro e à dificuldade em atingir órgãos específicos do corpo. São feitos esforços para otimizar e compreender melhor o potencial e as limitações dos sistemas de nano partículas. No estudo do sistema excretor de ratinhos, os dendrímeros são encapsulados para a administração de nano partículas de ouro com carga positiva, que se verificou entrarem nos rins, enquanto as nanopartículas de ouro com carga negativa permaneceram em órgãos importantes como o baço e o fígado. A carga superficial positiva da nanopartícula diminui a taxa de opsonização das nanopartículas no fígado, afectando assim a via excretora. Devido ao seu pequeno tamanho de 5 nm, as nanopartículas podem ser armazenadas nos tecidos periféricos e, por conseguinte, podem ser acumuladas no organismo ao longo do tempo. Assim, as nanopartículas podem ser utilizadas com êxito e de forma eficiente para a segmentação e distribuição, podendo ser efectuada mais investigação sobre a nanotoxicidade para que as suas utilizações médicas possam ser aumentadas e melhoradas (13).

As aplicações das nanopartículas na administração de medicamentos

- Abraxane é um paclitaxel ligado à albumina, uma nanopartícula utilizada no tratamento do cancro da mama e do cancro do pulmão de células não pequenas (NSCLC). As nanopartículas são utilizadas para administrar o fármaco com maior eficácia no tratamento do cancro da cabeça e do pescoço, num estudo em modelo de ratinho, realizado na Universidade de Rice e no MD Anderson Cancer Center da Universidade do Texas. O tratamento relatado utiliza o Cremophor EL, que permite que o paclitaxel hidrofóbico seja administrado por via intravenosa. Quando o Cremophor tóxico é substituído por nanopartículas de carbono, os seus efeitos secundários diminuem e o objetivo do medicamento é muito melhorado, sendo necessária uma dose mais baixa do paclitaxel tóxico (14).

- Uma cadeia de nanopartículas foi utilizada para administrar o fármaco doxorrubicina a células de cancro da mama num estudo realizado em ratos na Case Western Reserve University . Os cientistas prepararam uma cadeia de nanopartículas com 100 nm de comprimento ligando quimicamente três nanoesferas magnéticas de óxido de ferro a um lipossoma carregado com doxorrubicina. Após a penetração das nano cadeias no interior do tumor, as nanopartículas magnéticas foram postas a vibrar através da geração de um campo de radiofrequência que resultou na rutura do lipossoma, dispersando assim o fármaco na sua forma livre por todo o tumor. O crescimento do tumor foi travado de forma mais eficaz pela nanotecnologia do que o tratamento padrão com doxorrubicina e é menos prejudicial para as células saudáveis, uma vez que foram utilizadas doses muito reduzidas de doxorrubicina(15,16).

- Segundo cientistas do MIT, nano partículas de polietilenoglicol (PEG) que transportam uma carga de antibióticos no seu núcleo foram utilizadas para combater com maior precisão as infecções bacterianas no interior do corpo. As nanopartículas, que contêm uma subcamada de cadeias sensíveis ao pH do aminoácido histidina, são utilizadas para destruir bactérias que desenvolveram resistência aos antibióticos devido à dose elevada e à libertação prolongada do medicamento. A nanotecnologia pode ser utilizada eficazmente para tratar várias doenças infecciosas (17, 18).

• Os investigadores do Instituto Wyss da Universidade de Harvard utilizaram o

As nanopartículas revestidas com fármacos foram utilizadas para dissolver coágulos sanguíneos, ligando-se seletivamente às regiões estreitas dos vasos sanguíneos, tal como fazem as plaquetas.(19) Os agregados de nanopartículas biodegradáveis foram revestidos com ativador do   ueplasminogénio tecidular ,

tPA, foram

injectados por via intravenosa que se ligam e degradam os coágulos sanguíneos. Devido às tensões de cisalhamento na região de estreitamento do vaso, ocorre a dissociação dos agregados e a libertação das nanopartículas revestidas com tPA. A nano-terapêutica pode ser aplicada de forma significativa para reduzir a hemorragia, normalmente encontrada na trombose padrão

tratamento.
• Os investigadores da Universidade de Kentucky criaram nanopartículas de ARN em forma de X, que podem transportar quatro módulos funcionais. Estas moléculas de ARN química e termodinamicamente estáveis são capazes de permanecer intactas no corpo do rato durante mais de 8 horas e de resistir à degradação por ARNs na corrente sanguínea. Estes ARN em forma de X podem desempenhar eficazmente funções terapêuticas e de diagnóstico. Regulam a expressão genética

e a função celular e são capazes de se ligar às células cancerosas com precisão, devido à sua conceção (20, 21).

- As nanopartículas "Minicell" são utilizadas em ensaios clínicos de fase inicial para a administração de fármacos no tratamento de doentes com cancro avançado e não tratável. As minicélulas são construídas a partir das membranas de bactérias mutantes e foram carregadas com paclitaxel e revestidas com cetuximab, anticorpos e utilizadas no tratamento de uma variedade de cancros. As células tumorais engolfam as minicélulas. Uma vez no interior do tumor, o medicamento anti-cancro destrói as células tumorais. O tamanho maior das minicélulas tem um melhor perfil nos efeitos secundários. O sistema de administração de fármacos em minicélulas utiliza uma dose mais baixa de fármaco e tem menos efeitos secundários, podendo ser utilizado para tratar uma série de cancros diferentes com fármacos anticancerígenos diferentes (22, 23).

- As nanoesponjas são ferramentas importantes (24) para a administração de medicamentos, pois, devido ao seu tamanho reduzido e à sua natureza porosa, podem ligar fármacos pouco solúveis na sua matriz e

melhorar a sua biodisponibilidade. Podem ser fabricados para transportar fármacos para locais específicos, ajudando assim a evitar a degradação de fármacos e proteínas e podem prolongar a libertação de fármacos de forma controlada.

Libertação de proteínas e péptidos

As proteínas e os péptidos são macromoléculas e designam-se por biofármacos.

Estes foram identificados para o tratamento de várias doenças e perturbações, uma vez que exercem múltiplas acções biológicas no corpo humano. Os nanomateriais, como as nanopartículas e os dendrímeros, são designados por nanofármacos e são utilizados para uma administração direcionada e/ou controlada.

Aplicações

- As nanopartículas foram consideradas úteis na administração dos antigénios da mielina, que induzem a tolerância imunitária num modelo de rato com esclerose múltipla recorrente. Nesta técnica, micropartículas biodegradáveis de poliestireno revestidas com os péptidos da bainha de mielina reiniciam o sistema imunitário do ratinho e, assim, previnem a recorrência da doença e reduzem os sintomas, uma vez que a bainha de mielina protetora forma um revestimento nas fibras nervosas do sistema nervoso central. Este método de tratamento pode ser potencialmente utilizado no tratamento de várias outras doenças auto-imunes (25, 26).

Cancro

Devido ao seu tamanho reduzido, as nanopartículas podem ser de grande utilidade em oncologia, nomeadamente na imagiologia. As nanopartículas, como os pontos quânticos, com propriedades de confinamento quântico, como a emissão de luz regulável em termos de tamanho, podem ser utilizadas em conjunto com a imagiologia por ressonância magnética, para produzir imagens excepcionais de locais tumorais.

Em comparação com os corantes orgânicos, as nano partículas são muito mais brilhantes e necessitam de uma fonte de luz para a excitação. Assim, a utilização de pontos quânticos fluorescentes pode produzir uma imagem com maior contraste e a um custo inferior ao dos corantes orgânicos utilizados como meios de contraste. No entanto, os pontos quânticos são geralmente feitos de elementos bastante tóxicos.

As nanopartículas têm uma propriedade especial de elevada área superficial em relação ao volume, o que permite que vários grupos funcionais se liguem a uma nanopartícula e, assim, se liguem a determinadas células tumorais. Além disso, a pequena dimensão de 10 a 100 nanómetros das nanopartículas permite-lhes acumular-se preferencialmente nos locais de tumor, uma vez que os tumores não dispõem de um sistema de drenagem linfática eficaz. Podem ser fabricadas nanopartículas multifuncionais para detetar, obter imagens e depois tratar um tumor no futuro tratamento do cancro (27). A terapia por radiofrequência Kanzius liga nanopartículas microscópicas a células cancerosas e depois "cozinha" os tumores no interior do corpo com ondas de rádio que aquecem apenas as nanopartículas e as células adjacentes (cancerosas).

Os nanofios são utilizados para preparar chips de teste de sensores, que podem detetar proteínas e outros biomarcadores deixados pelas células cancerígenas, e detetar e tornar possível o diagnóstico do cancro nas fases iniciais a partir de uma única gota de sangue de um paciente (28).

A nanotecnologia de administração de medicamentos baseia-se em três factos: i) encapsulamento eficaz dos medicamentos, ii) administração bem sucedida desses medicamentos na região-alvo do corpo e iii) libertação bem sucedida desse medicamento nessa região.

Jennifer, da Universidade de Rice, utilizou nano-conchas de 120 nm de diâmetro, revestidas com ouro, para matar tumores cancerígenos em ratos. Jennifer, da Universidade de Rice. Estas nano-conchas são orientadas para se ligarem às células cancerosas através da conjugação de anticorpos ou péptidos à superfície das nano-conchas. A área do tumor é irradiada com um laser de infravermelhos, que aquece suficientemente o ouro e mata as células cancerosas (29).

As nano partículas de seleneto de cádmio sob a forma de pontos quânticos são utilizadas na deteção de tumores cancerígenos porque, quando expostas à luz ultravioleta, brilham. O cirurgião injecta estes pontos quânticos nos tumores cancerígenos e consegue ver o tumor brilhante, pelo que o tumor pode ser facilmente removido.

As nanopartículas são utilizadas na terapia fotodinâmica do cancro, em que a partícula é inserida no interior do tumor no corpo e é iluminada com luz fotográfica do exterior. A partícula absorve a luz e, se for de metal, aquece devido à energia da luz. Devido à luz, são produzidas moléculas de oxigénio de alta energia que reagem quimicamente com as células tumorais e as destroem, sem reagir com outras células do corpo. A terapia fotodinâmica ganhou importância como técnica não invasiva de tratamento de tumores. A terapia fotodinâmica do cancro baseia-se na destruição das células cancerosas pelo oxigénio atómico gerado por laser, que é citotóxico. As células cancerígenas absorvem uma maior quantidade de um corante especial, utilizado para gerar o oxigénio atómico, do que um tecido saudável. Assim, apenas as células cancerosas são destruídas quando expostas a uma radiação laser. Infelizmente, as restantes moléculas de corante migram para a pele e para os olhos e tornam o doente muito sensível à exposição à luz do dia. Este efeito pode durar até seis semanas.

Para evitar este efeito secundário, a versão hidrofóbica da molécula de corante foi encerrada numa nanopartícula porosa. O corante ficou retido no interior da nanopartícula Ormosil e não se espalhou para outras partes do corpo. Ao mesmo tempo, a sua capacidade de gerar oxigénio não foi afetada e a dimensão dos poros de cerca de 1 nm permitiu que o oxigénio se difundisse livremente.

As aplicações de vários nanossistemas na terapia do cancro (30) são resumidas da seguinte forma:

- **Os nano tubos de carbono, com** 0,5-3 nm de diâmetro e 20-1000 nm de comprimento, são utilizados para a deteção de mutações no ADN e para a deteção de **biomarcadores** de proteínas de doenças.

- **Os dendrímeros, com** menos de 10 nm de dimensão, são úteis para a libertação controlada de medicamentos e como agentes de contraste de imagem.

- **Os nanocristais, com** um tamanho de 2-9,5 nm, melhoram a formulação de fármacos pouco solúveis, marcam o marcador de cancro da mama HeR2 na superfície das células cancerígenas.

- **As nanopartículas** têm um tamanho de 10-1000 nm e são utilizadas em agentes de contraste de imagem por ressonância magnética e ultra-sons e para a administração de fármacos orientados, como potenciadores de permeação e como indicadores de apoptose e angiogénese.

- **As nano-conchas** têm aplicação na imagiologia específica de tumores e na ablação térmica de tecidos profundos.

- **Os nanofios** são úteis para a deteção de biomarcadores de proteínas de doenças, de ADN

  deteção de mutações e para a deteção da expressão genética.

- Os pontos quânticos, com um tamanho de 2-9,5 nm, podem ajudar na deteção ótica de genes e proteínas em modelos animais e ensaios celulares, visualização de tumores e nódulos linfáticos.

A nanotecnologia no tratamento de doenças neurodegenerativas

Uma das aplicações mais importantes da nanotecnologia é o tratamento de doenças neurodegenerativas (31). Para a administração de terapêuticas do SNC, foram estudados vários nanoportadores, tais como dendrímeros, nanogéis, nanoemulsões, lipossomas, nanopartículas poliméricas, nanopartículas lipídicas sólidas e nanossuspensões. O transporte destes nanomedicamentos foi efectuado através de vários modelos de BBB *in vitro* e *in vivo* por endocitose e/ou transcitose, e o sucesso pré-clínico inicial para o tratamento de doenças do SNC, tais como,

A doença de Alzheimer, os tumores cerebrais, a encefalopatia por VIH e o acidente vascular cerebral isquémico agudo tornaram-se possíveis. A nanomedicina pode avançar ainda mais, melhorando a sua permeabilidade à BHE e reduzindo a sua neurotoxicidade (Fig.7).

Fig. 7: Entrega de nanomedicamentos ao SNC através da BHE

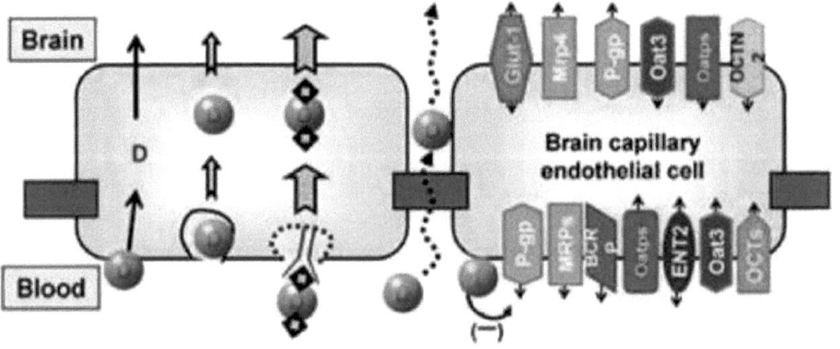

Isto pode melhorar a terapia atual da doença de Parkinson (DP). A **doença de Parkinson** (DP) é a segunda doença neurodegenerativa mais comum, a seguir à doença de Alzheimer, e afecta uma em cada 100 pessoas com mais de 65 anos. A DP é uma doença do sistema nervoso central que envolve respostas neuro-inflamatórias e provoca graves dificuldades nos movimentos do corpo. As terapias actuais visam melhorar a capacidade funcional do doente durante o máximo de tempo possível, mas não podem alterar a progressão do processo neurodegenerativo.

O objetivo da nanotecnologia aplicada é a regeneração e a neuroprotecção do sistema nervoso central (SNC) e beneficiará significativamente da investigação fundamental em nanotecnologia realizada em paralelo com os avanços em neurofisiologia, neuropatologia e biologia celular. São envidados esforços para desenvolver novas tecnologias que, direta ou indiretamente, contribuam para proporcionar neuroprotecção e/ou um ambiente permissivo e pistas de sinalização activas para o crescimento guiado de axónios. A fim de minimizar os efeitos secundários periféricos das formas convencionais de terapia da doença de Parkinson, a investigação centra-se na conceção, simulação biométrica e otimização de um dispositivo intracraniano de nano-fornalha (NESD) para a administração de dopamina no cérebro, como estratégia específica. Os péptidos e as nanopartículas peptídicas são novas ferramentas para várias doenças do SNC.

A nanotecnologia desempenhará um papel fundamental no desenvolvimento de novas ferramentas de diagnóstico e terapêuticas. As nanotecnologias poderão fornecer dispositivos para limitar e inverter estados de doenças neuropatológicas, apoiar e promover a regeneração funcional de neurónios danificados, proporcionar neuroprotecção e facilitar a administração de medicamentos e pequenas moléculas através da barreira hemato-encefálica. Para a administração de terapêuticas do SNC, foram estudados vários nanocarreadores, como dendrímeros, nanogéis, nanoemulsões, lipossomas, nanopartículas poliméricas, nanopartículas lipídicas sólidas e nanossuspensões. O transporte destes nanomedicamentos foi efectuado através de vários modelos *in vitro* e *in vivo* da BHE por endocitose e/ou transcitose, tendo-se tornado possível o sucesso pré-clínico precoce no tratamento de doenças do SNC, como a doença de Alzheimer, os tumores cerebrais, a encefalopatia por VIH e o acidente vascular cerebral isquémico agudo. O desenvolvimento futuro de nanomedicamentos para o SNC deve centrar-se no aumento do seu desempenho em termos de tráfico de fármacos e da sua especificidade para o tecido cerebral, utilizando novas moléculas de orientação.

Doença de Alzheimer

Em todo o mundo, mais de 35 milhões de pessoas são afectadas pela doença de Alzheimer (DA), que é a forma mais comum de demência. A nanotecnologia encontra aplicações significativas na neurologia. Estas abordagens baseiam-se no facto de o diagnóstico e o tratamento precoces da doença de Alzheimer serem possíveis através da conceção e da engenharia de uma infinidade de entidades nanoparticuladas com elevada especificidade para as células endoteliais capilares do cérebro. As nanopartículas (NPs) têm uma elevada afinidade para as formas circulantes de amiloide-// (A//) e, por conseguinte, podem induzir um "efeito de sumidouro" e melhorar a eficácia do tratamento.Condição AD.

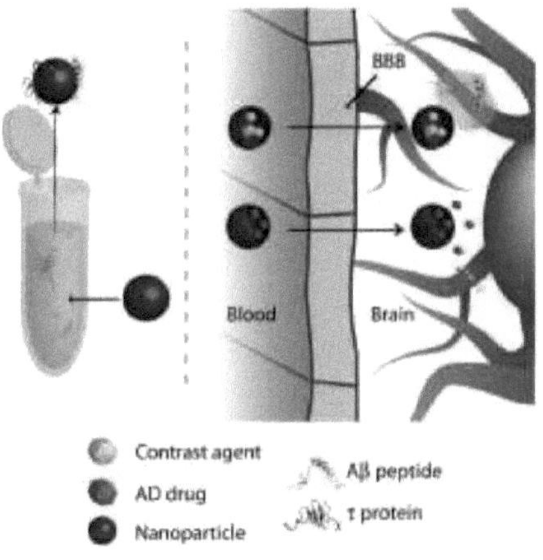

Fig. 8: Utilização de nano partículas na doença de Alzheimer

(Obtido em http://ars.els-cdn.com/content/image/1-s2.0- S1549963411001055-fx1.jpg)

O diagnóstico in vitro da doença de Alzheimer avançou graças aos biobarcodes ultra-sensíveis baseados em NP e aos sensores imunitários, bem como aos procedimentos de microscopia de túnel de varrimento capazes de detetar $A\beta_{1-40}$ e $A\beta_{1-42}$. A investigação recente sobre a utilização de nanopartículas no tratamento da doença de

Alzheimer é apresentada na Fig.8 (32).

Tratamento da tuberculose

A tuberculose (TB) é uma doença infecciosa mortal. A longa duração do tratamento e a carga de comprimidos podem prejudicar o estilo de vida do doente e resultar no desenvolvimento de estirpes resistentes a múltiplos medicamentos (MDR). A tuberculose nas crianças constitui um problema grave. Não existe disponibilidade comercial dos medicamentos de primeira linha em forma pediátrica. Podem ser concebidos novos antibióticos para vencer a resistência aos medicamentos, encurtar a duração do tratamento e reduzir as interações medicamentosas com as terapias anti-retrovirais. A nanotecnologia é uma das abordagens mais promissoras para o desenvolvimento de medicamentos mais eficazes e conformes. Os avanços nos sistemas de administração de medicamentos baseados em nanotecnologia para encapsular e libertar fármacos anti-TB podem levar ao desenvolvimento de uma farmacoterapia para a TB mais eficaz e acessível.

A aplicação clínica da nanotecnologia na medicina dentária operatória

A nanotecnologia visa a criação e a utilização de materiais e dispositivos a nível atómico e molecular, estruturas supramoleculares e a exploração de propriedades únicas de partículas com dimensões entre 0,1 nm e 100 nm. Pensa-se que os materiais de resina composta com nanopartículas oferecem uma excelente resistência ao desgaste, força e estética final devido à sua excecional capacidade de polimento e retenção do brilho. Em medicina dentária operatória, as nano cargas são partículas esféricas de dióxido de silício (SiO2) com um tamanho médio de 5-40 nm. A verdadeira inovação das nano cargas é a possibilidade de melhorar a carga da fase inorgânica. O efeito desta elevada carga de carga é amplamente registado em termos de propriedades mecânicas. Os compósitos micro-híbridos com carga adicional de nanocargas são a melhor escolha na medicina dentária operatória. Espera-se que, num futuro próximo, seja possível utilizar um material de enchimento em medicina dentária operatória, cuja forma e composição imitem de perto as caraterísticas ópticas e mecânicas dos tecidos duros naturais (esmalte e dentina). Também explica os conceitos básicos das cargas em resinas compostas, a avaliação por microscopia eletrónica de varrimento e espetroscopia de dispersão de energia, e o teor de peso das cargas. As resinas nanocompósitas são nanopartículas discretas não aglomeradas que são homogeneamente distribuídas em resinas ou revestimentos para produzir nanocompósitos que foram fabricados com sucesso pela nano products Corporation. O nanopreenchimento utilizado é o pó de aluminossilicato com um tamanho médio de partícula de 80 e uma relação 1:4 M de alumina para sílica e um índice de refração de 1,508. Estes nano-compósitos têm uma dureza superior, resistência à flexão, módulo de elasticidade, diminuição da retração de polimerização e também têm excelentes propriedades de manuseamento, com um tamanho de partícula de 80 e uma relação de 1:4 M de alumina para sílica e um índice de refração de 1,508. (33, 34)

Aplicações em oftalmologia

O objetivo da nanomedicina é monitorizar, controlar, construir, reparar, defender e melhorar os sistemas biológicos humanos ao nível molecular, com a ajuda de nanodispositivos e nanoestruturas que funcionam maciçamente em paralelo ao nível da célula unitária, a fim de obter benefícios médicos. Os princípios da nanotecnologia são aplicados à nanomedicina, como a biomimética e a pseudointeligência. Algumas das aplicações da nanotecnologia à oftalmologia incluem o tratamento do stress oxidativo, a medição da pressão intraocular, o termognóstico, a utilização de nanopartículas para o tratamento de novos vasos da coroide, a prevenção de cicatrizes após a cirurgia do glaucoma e o tratamento de doenças degenerativas da retina através de terapia genética, próteses e nanomedicina regenerativa. Os actuais desafios terapêuticos em matéria de administração de fármacos e cicatrizes pós-operatórias serão revolucionados com a ajuda da nanotecnologia e ajudarão a resolver vários problemas não resolvidos, como a terapia de recuperação da visão em doentes com doenças degenerativas da retina (35). Esperam-se tratamentos para doenças oftálmicas neste domínio emergente. Foi desenvolvida com êxito uma nova pomada ocular dispersa em nanoescala (NDEO) para o tratamento do olho seco evaporativo grave (36). Os excipientes utilizados como lípidos semi-sólidos foram o petrolato e a lanolina, tal como utilizados na pomada ocular convencional, que foram associados a triglicéridos de cadeia média (MCT) como lípido líquido; ambas as fases foram depois dispersas numa solução de polivinilpirrolidona para formar uma nanodispersão. Uma micrografia eletrónica de transmissão mostrou que a matriz da pomada estava envolvida na nanoemulsão de MCT, com um tamanho médio de partícula de cerca de 100 nm. A formulação optimizada de NDEO foi estável quando armazenada durante seis meses a 4 °C, e não demonstrou citotoxicidade para as células epiteliais da córnea humana quando comparada com lágrimas artificiais comerciais à base de polímeros (Tears Natural® Forte). Os efeitos terapêuticos da NDEO foram avaliados e demonstraram uma melhoria terapêutica, apresentando uma tendência de correlação positiva com concentrações mais elevadas de matriz de pomada nas formulações de NDEO em comparação com um produto comercializado. A avaliação histológica demonstrou que a NDEO restaurou a morfologia normal da córnea e da conjuntiva e é segura para aplicação oftálmica. Uma investigação recente (37) mostra as aplicações de vários sistemas nanoparticulados, como microemulsões, nanosuspensões, nanopartículas, lipossomas, niosomas, dendrímeros e ciclodextrinas no domínio da administração ocular de fármacos e mostra também como as várias vertentes da nanotecnologia, como o nanodiagnóstico, a nanoimagem e a nanomedicina, podem ser utilizadas para explorar as fronteiras da administração e da terapia oculares de fármacos.

Codificação ótica multicolorida para ensaios biológicos

A investigação cada vez maior em proteómica e genómica gera um número crescente de dados de sequências e exige o desenvolvimento de tecnologias de rastreio de elevado rendimento. Realisticamente, é provável que as várias tecnologias de matrizes atualmente utilizadas na análise paralela atinjam a saturação quando o número de elementos da matriz exceder vários milhões. Uma abordagem tridimensional, baseada no "código de barras" ótico de partículas de polímero em solução, é limitada apenas pelo número de etiquetas únicas que se podem produzir e detetar de forma fiável.

Os pontos quânticos individuais de semicondutores compostos foram utilizados com êxito como substitutos de corantes orgânicos em várias aplicações de marcação biológica. Esta ideia foi levada um pouco mais longe, combinando pontos quânticos de diferentes tamanhos e, por conseguinte, com diferentes cores fluorescentes, e combinando-os em microesferas poliméricas. Conseguiu-se um controlo preciso das proporções de pontos quânticos. A seleção de nanopartículas utilizadas nestas experiências tinha 6 cores diferentes e 10 intensidades. É suficiente para codificar mais de 1 milhão de combinações. A uniformidade e a reprodutibilidade das esferas foram elevadas, permitindo uma exatidão de identificação das esferas de 99,99%.(38)

Cirurgia

A técnica desenvolvida pela Universidade de Rice, dois pedaços de carne de frango são fundidos por um soldador de carne, colocando dois pedaços de frango em contacto um com o outro. Nesta técnica, um líquido verde contendo nano-conchas revestidas a ouro é deixado escorrer ao longo da costura e os dois lados são soldados. Este método pode ser utilizado em artérias que tenham sido cortadas durante o transplante de órgãos. O soldador de carne pode ser utilizado para soldar a artéria na perfeição (39).

Visualização

A distribuição de medicamentos e o seu metabolismo podem ser determinados através do rastreio do movimento. As células foram tingidas por cientistas para seguir o seu movimento através do corpo. Estes corantes são excitados pela luz de um determinado comprimento de onda para brilharem. Foram utilizados marcadores luminescentes para tingir vários números de células. Estes marcadores são pontos quânticos ligados a proteínas que penetram nas membranas celulares. Os pontos eram de vários tamanhos e de material bio-inerte. Como resultado, os tamanhos são selecionados de modo a que a frequência da luz utilizada para fazer um grupo de pontos quânticos fluorescer e utilizada para fazer outro grupo incandescer. Assim, ambos os grupos podem ser iluminados com uma única fonte de luz.

Engenharia de tecidos

Na engenharia de tecidos, a nanotecnologia pode ser aplicada para reproduzir ou reparar tecidos danificados. Ao utilizar suportes adequados à base de nanomateriais e factores de crescimento, a nanotecnologia pode ser útil para estimular artificialmente a proliferação de células em transplantes de órgãos ou em terapias de implantes artificiais, o que pode levar a uma extensão da vida.

Resistência aos antibióticos

A resistência aos antibióticos pode ser reduzida através da utilização de nanopartículas em terapias combinadas. As nanopartículas de óxido de zinco podem diminuir a resistência aos antibióticos e aumentar a atividade antibacteriana da ciprofloxacina contra os microrganismos, interferindo com várias proteínas que interagem na resistência aos antibióticos ou nos mecanismos farmacológicos dos medicamentos(40).

Resposta imunitária

Os nanodispositivos bucky balls têm sido utilizados para alterar a resposta alérgica/imune. Impedem que os mastócitos libertem histamina no sangue e nos tecidos, uma vez que se ligam aos radicais livres melhor do que qualquer anti-oxidante disponível, como a vitamina E(41).

Nanofarmacêuticos

Os nanofármacos podem ser utilizados para detetar doenças em fases muito mais precoces e as aplicações de diagnóstico podem basear-se em procedimentos convencionais que utilizam nanopartículas. Os nanofármacos são um domínio emergente em que as dimensões das partículas do fármaco ou de um sistema de administração terapêutica funcionam à escala nanométrica. A administração da dose adequada de um determinado agente ativo a um local específico da doença continua a ser difícil na indústria farmacêutica. Os nanofármacos têm um enorme potencial para colmatar esta falha das terapêuticas tradicionais, que permitem uma orientação específica dos agentes activos para um local específico. Os nanofármacos podem reduzir os efeitos secundários sistémicos tóxicos, o que resulta numa melhor adesão dos doentes.

A indústria farmacêutica enfrenta uma enorme pressão para fornecer produtos de alta qualidade aos doentes, mantendo simultaneamente a sua rentabilidade. Por conseguinte, as empresas farmacêuticas estão a utilizar a nanotecnologia para melhorar a formulação de medicamentos e a descoberta de alvos de medicamentos. A nanofarmacêutica torna o processo de descoberta de medicamentos mais económico, o que resulta numa melhor taxa de sucesso da investigação e desenvolvimento, reduzindo assim o tempo necessário para a descoberta e o diagnóstico de medicamentos.

Em Técnicas Anti-Microbianas:

Os investigadores da Universidade de Houston estão a desenvolver uma técnica para matar bactérias utilizando nanopartículas de ouro e luz infravermelha. Este método pode levar a uma melhor limpeza de instrumentos em ambientes hospitalares.

Os investigadores da Universidade de Colorado Boulder estão a investigar a utilização de pontos quânticos para tratar infecções resistentes a antibióticos.

Os investigadores da Universidade de New South Wales estão a investigar a utilização de nanopartículas de óxido de ferro revestidas com polímeros para tratar infecções bacterianas crónicas.

Uma das primeiras aplicações da nanomedicina foi a utilização da prata nanocristalina como agente antimicrobiano para o tratamento de feridas, tal como referido no sítio Web da Nucryst Pharmaceuticals Corporation.

Foi demonstrado que um creme de nanopartículas combate as infecções por estafilococos. As nanopartículas contêm gás de óxido nítrico, que é conhecido por matar as bactérias. Estudos realizados em ratos mostraram que a utilização do creme de nanopartículas para libertar gás de óxido nítrico no local dos abcessos de estafilococos reduziu significativamente a infeção.

Penso para queimaduras que é revestido com nanocápsulas que contêm antibióticos. Se começar uma infeção, as bactérias nocivas na ferida fazem com que as nanocápsulas se partam, libertando os antibióticos. Isto permite um tratamento muito mais rápido de uma infeção e reduz o número de vezes que um penso tem de ser mudado.

Uma ideia bem-vinda nas fases iniciais de estudo é a eliminação de infecções bacterianas num doente em poucos minutos, em vez de um tratamento com antibióticos ao longo de um período de semanas. Pode ler sobre a análise da conceção do nanorrobô antimicrobiano utilizado em tais tratamentos no artigo seguinte:

Microbívoros: Fagócitos mecânicos artificiais utilizando o protocolo de digestão e descarga.

Aplicação da nanotecnologia na medicina: Reparação de células Os nano-robôs podem ser programados para reparar células doentes específicas, funcionando de forma semelhante aos anticorpos nos nossos processos naturais de cura.

Leia sobre a análise da conceção de um desses nano-robôs de reparação celular neste artigo: O Vetor Ideal de Entrega de Genes: Chromallocytes, nanorobôs de reparação celular para a terapia de reparação cromossómica.

Em Deteção de proteínas

As proteínas são uma parte importante da linguagem, da maquinaria e da estrutura das células, e a compreensão das suas funcionalidades é extremamente importante para o progresso do bem-estar humano. As nanopartículas de ouro são amplamente utilizadas na histoquímica imunológica para identificar a interação proteína-proteína. No entanto, as capacidades de deteção múltipla simultânea desta técnica são bastante limitadas. A espetroscopia de dispersão Raman melhorada pela superfície é uma técnica bem estabelecida para a deteção e identificação de moléculas de corantes individuais. Combinando ambos os métodos numa única sonda de nanopartículas, é possível melhorar drasticamente as capacidades de multiplexagem das sondas de proteínas. O grupo do Prof. Mirkin concebeu uma sofisticada sonda multifuncional construída em torno de uma nanopartícula de ouro de 13 nm. As nanopartículas são revestidas com oligonucleótidos hidrofílicos que contêm um corante Raman numa das extremidades e terminam com um elemento de reconhecimento de uma pequena molécula (por exemplo, biotina). Além disso, esta molécula é cataliticamente ativa e será revestida com prata na solução de Ag(I) e hidroquinona. Depois de a sonda ser ligada a uma pequena molécula ou a um antigénio que se destina a detetar, o substrato é exposto a uma solução de prata e hidroquinona. A prata é revestida perto do corante Raman, o que permite a deteção da assinatura do corante com um microscópio Raman normal. Para além de ser capaz de reconhecer pequenas moléculas, esta sonda pode ser modificada para conter anticorpos na superfície para reconhecer proteínas. Quando testada no formato de matriz proteica contra pequenas moléculas e proteínas, a sonda não mostrou reatividade cruzada(42)

Aplicação da nanotecnologia em têxteis medicinais modificados

Utilizando a nanotecnologia, foram desenvolvidos novos algodões antibacterianos e utilizados em têxteis antibacterianos. Foram desenvolvidos novos têxteis antibacterianos modificados com recurso à nanotecnologia. A aplicação de agentes antimicrobianos convencionais aos têxteis já foi registada. Esta técnica tem sido avançada através da concentração em materiais inorgânicos nanoestruturados que adquirem uma boa atividade antibacteriana e da aplicação destes materiais aos têxteis (43).

No tratamento da acne A nanotecnologia está a encontrar aplicações no tratamento de doenças infecciosas e inflamatórias, particularmente doenças da pele. As nano partículas que libertam óxido nítrico podem ser utilizadas eficazmente no tratamento de infecções cutâneas. Estas aplicações funcionam de duas formas: utilizando nanomateriais que possuem propriedades antimicrobianas inerentes ou incorporando terapêuticas conhecidas em veículos à escala nanométrica para melhorar a sua distribuição e eficácia. A Dra. Jenny Kim, Professora de Dermatologia, trabalhou no desenvolvimento de novas terapêuticas utilizando nanopartículas de quitosanalginato que poderão ser potencialmente úteis para o tratamento do acne e de outras doenças infecciosas e inflamatórias da pele (44).

No tratamento de doenças pulmonares com nanomedicina:

De acordo com os relatórios da *Nanowerk News,* o tratamento de doenças pulmonares foi revolucionado com a utilização de nanomedicamentos. Cientistas malaios estão a unir forças com especialistas da Universidade de Harvard para ajudar a revolucionar o tratamento de doenças pulmonares - a administração de nanomedicamentos em locais de outro modo impossíveis de alcançar.

O tratamento da DPOC e do cancro do pulmão envolve habitualmente quimioterapêuticos e corticosteróides pulverizados num spray fino e inalados, permitindo uma administração direta aos pulmões e um efeito medicamentoso rápido. No entanto, como as partículas produzidas pelos inaladores actuais são grandes, a maior parte do medicamento fica depositada no trato respiratório superior. A equipa de Harvard, da Escola de Saúde Pública T.H. Chan da universidade, está a trabalhar em nanopartículas "inteligentes" que fornecem níveis adequados de agentes de diagnóstico e terapêuticos aos sacos mais profundos e minúsculos do pulmão, um processo potencialmente assistido pela utilização de campos magnéticos. O papel da Malásia no âmbito da colaboração internacional: ajudar a garantir a segurança e melhorar a eficácia da nanomedicina, avaliando o modo como as partículas de nanomedicina se comportam no organismo, o que se lhes liga para formar um revestimento, onde o fármaco se acumula e como interage com as células alvo e não alvo (44).

No tratamento do VIH/SIDA:

Numerosos esforços de investigação em nanomedicina incidem no diagnóstico e na luta contra o vírus da imunodeficiência humana (VIH) que causa a SIDA (Síndrome da Imunodeficiência Adquirida). A nanotecnologia oferece uma oportunidade única para combinar e melhorar os diferentes perfis farmacológicos dos medicamentos anti-retrovirais, com uma administração mais conveniente dos medicamentos e, potencialmente, uma melhor adesão dos doentes à terapêutica do VIH.

Por exemplo, tradicionalmente, a eficácia antiviral da terapia clássica com cocktails é significativamente limitada pelos perfis farmacocinéticos distintos das terapêuticas parceiras, que conduzem a uma biodistribuição *in vivo* inconsistente. Num estudo de investigação recente, os cientistas desenvolveram um novo veículo de administração de fármacos semelhante a um cocktail, utilizando nanopartículas poliméricas biodegradáveis que encapsulam um inibidor não nucleósido da transcriptase reversa, conjugado à superfície com um inibidor de fusão do VIH-1, com o objetivo de aumentar a absorção celular, melhorar a atividade antivírica e prolongar o tempo de circulação sanguínea (44).

Conclusão

Os nanomateriais têm uma área de superfície aumentada e efeitos à escala nanométrica, pelo que são utilizados como uma ferramenta promissora para o avanço da administração de medicamentos e de genes, da imagiologia biomédica e dos biossensores de diagnóstico. Os nanomateriais têm propriedades físico-químicas e biológicas únicas em comparação com os seus homólogos de maiores dimensões. As propriedades dos nanomateriais podem influenciar grandemente as suas interações com biomoléculas e células, devido ao seu tamanho, forma, composição química, estrutura superficial, carga, solubilidade e aglomeração peculiares. Por exemplo, as nanopartículas podem ser utilizadas para produzir imagens excepcionais de locais tumorais; os nanotubos de carbono de parede simples têm sido utilizados como transportadores de alta eficiência de biomoléculas para as células. A nanotecnologia tem um futuro muito promissor, graças à sua fusão com outras tecnologias e à subsequente emergência de tecnologias híbridas complexas e inovadoras. As tecnologias baseadas na biologia estão interligadas com a nanotecnologia - a nanotecnologia já é utilizada para manipular o material genético e os nanomateriais já estão a ser construídos utilizando componentes biológicos. A capacidade das nanotecnologias para manipular a matéria à escala mais pequena está a revolucionar áreas como a tecnologia da informação, a ciência cognitiva e a biotecnologia, e está a conduzir a novos domínios e a interligar estes e outros. A continuação da investigação em nanotecnologia pode ser útil em todos os aspectos da vida humana. A medicina, a medicina regenerativa, a investigação em células estaminais e os nutracêuticos são alguns dos principais sectores que serão modificados pelas inovações nanotecnológicas.

A nanotecnologia na medicina envolve aplicações de nanopartículas, atualmente em desenvolvimento, bem como investigação a mais longo prazo que envolve a utilização de nano-robôs fabricados para efetuar reparações a nível celular (por vezes designada por *nanomedicina)*. A utilização da nanotecnologia no domínio da medicina poderá revolucionar a forma como, no futuro, detectamos e tratamos os danos no corpo humano e as doenças, e muitas técnicas apenas imaginadas há alguns anos estão a fazer progressos notáveis no sentido de se tornarem realidade.

Os cientistas estão atualmente a investigar melhores materiais electrónicos e seguros para a nanomedicina, a par da própria nanomedicina. A tecnologia nanomédica, se utilizada

cuidadosamente e com precauções pode trazer grandes benefícios, uma vez que esta tecnologia tem o potencial de afetar quase todas as áreas da sociedade.

Referências

1. Yousaf S.A., Salamat A. (2008) J. of Faculty of Engineering & Technology: 11-20.

2. Khan, Y. (2007) J. of Faculty of Engineering & Technology: 15-19.

3. Wang, Z., Ruan J., Cui D. (2009) "Advances and prospect of nanotechnology in Stem cells" [Avanços e perspectivas da nanotecnologia nas células estaminais]. Nanoscale Res Lett 4: 593-605.

4. Ricardo P. N. c Lino Γ. (2010) "Stem cell research meets nanotechnology" Revista Da Sociedade Portuguesa D Bioquimica, CanalBQ_n.° 7_, 7: 38-46.

5. Kaushik D. D. May G., Ebo D. M., Mehrdad R. (2012)" Nanotecnologia na investigação de células estaminais: Avanços e Aplicações". Frontiers in Bioscience 01/2012; 17:1747-1760.

6. Boisseau, P., Loubaton, B. (2011) "Nanomedicina, nanotecnologia na medicina". Comptes Rendus Physique 12 (7): 620-636.

7. Nanotechnology in Targeted Cancer Therapy, (2010) Universidade de Waterloo, http ://nanomedicine. uwaterloo.ca http://www.youtube.com/watch

8. Lavan, D.A., McGuire T., Langer R. (2003). "Small-scale systems for in

vivo drug delivery", Nat Biotechnol. 21 (10): 1184-1191.

9. Cavalcanti A, Shirinzadeh B., Freitas R.A., Jr, Hogg T. (2008) "Nano robot para a identificação de alvos médicos", *Nanotechnology* 19 (1): 015103 pp15. DOI: 10.1088 / 0957-4484 / 19/01/015103 . Bibcode: 2008Nanot.19a5103C . Nanorobótica: Current Approaches and Techniques, Nanotechnology. Springer publishers.

10. Allen T.M., Cullis P.R.(2004) "Drug Delivery Systems: Entering the Mainstream". Science 303(5665): 1818-1822.

11. Bertrand N., Leroux J.C. (2012) "O percurso de um transportador de fármaco no organismo: uma perspetiva anatomo-fisiológica". J Control Release. 161(2): 152- 63.doi: 10.1016/jjconrel.2011.09.098.

12. Nagy, Z.K., Zsombor K., Balogh A., Vajna B., Farkas A., Patyi G., Kramarics A., Marosi G.(2011) "Comparison of Electrospun and Extruded Soluplus-Based Solid Dosage Forms of Improved Dissolution", Jour. of Pharm. Sci. 101(1):322-332. doi:10.1002/jps.22731.

13. Minchin, R. (2008) "Sizing up targets with nanoparticles", Nature nanotechnology 3 (1): 12-13.

14. Hollmer, M. (2012) "As nanopartículas de carbono carregam o cancro antigo

para um efeito poderoso". Fierce drug delivery,
http://www.fiercedrugdelivery.com/print/node/3441. Recuperado em 23 de
fevereiro de 2012.

15. Garde, D. (2012) "Chemo bomb' nanotechnology effective in halting
tumors" [Nanotecnologia "bomba de quimioterapia" eficaz para travar tumores].
Fierce drug delivery, http://www.fiercedrugdelivery.com/story/chemo bomb-
nanotechnology-effective-halting-tumors/2012-04-25

16. Peiris, P., Bauer L., Randall T., Emily T., Pansky, J., Doolittle E., Schmidt E.,
Hayden E., et al. (2012) "Enhanced Delivery of Chemotherapy to Tumors
Using a Multicomponent Nanochain with Radio-Frequency- Tunable Drug
Release" [Entrega melhorada de quimioterapia a tumores utilizando uma
nano-cadeia multicomponente com libertação de fármacos regulável por
radiofrequência]. ACS NANO

17. Trafton, A. 2012. "Alvo: Bactérias resistentes a medicamentos". Notícias do
MIT, http://web.mit.edu/newsoffice/2012/antibiotic-nanoparticle-
0504.html. Recuperado em 24 de maio de 2012.

18. Moreno, R., Aleksandar L., Timothy P., Vlad Y., Christopher L. e Robert F.
(2012) "Surface charge-switching polymeric nano particles for bacterial cell
wall-targeted delivery of antibiotics". ACS Nano 6(5): 42794287.

19. Wyss Institute, (2012) "Harvard's Wyss Institute Develops Novel Nano therapeutic that Delivers Clot-Busting Drugs Diretly to Obstructed Blood Vessels" wyss.harvard.edu/viewpressrelease/87/, 5 de julho de 2012.

20. Nourmohammadi, N. (2012) "New Study Shows Promise in Using RNA Nanotechnology to Treat Cancers and Viral Infections", Nanomedicine: Notes ,Fierce Drug Delivery, http://www.fiercedrugdelivery.com/press-releases/new-study.

21. Haque, F., Shu D., Shu Y., Shlyakhtenko L., Rychahou P., Evers M., Guo P. (2012) "Ultra stable synergistic tetravalent RNA nanoparticles for targeting to cancers", Nanotoday 7 (4): 245-257.

22. Suzanne E. (2012) "Bacterial 'minicells' deliver cancer drugs straight to the target" www.fiercedrugdelivery.com/story/bacterial-minicells./2012- 11-11 Nov. 2012.

23. "Primeiro ensaio em humanos de 'minicélulas': (2012) Uma forma completamente nova de administrar medicamentos anticâncer". Fierce drug delivery, http://www.fiercedrugdelivery.com/press-releases/ Recuperado em 10 de dezembro de 2012.

24. Ahmed RZ, Patil G. Zaheer Z. (2013) "Nano sponges - a completely new nano-horizon: pharmaceutical applications and recent advances" Drug Dev

Ind Pharm. ;39(9):1263-72.

25.   Laurance, J. (2012). "Os cientistas desenvolvem um método de nanopartículas para ajudar a combater doenças graves".   The Independent online, http://www.independent.co.uk/news/science/, Recuperado em 11 de dezembro 2012.

26. Miller, Stephen, Getts D., Martin A., McCarthy D., Terry R., Hunter Z., Yap W., Getts M. et al. (2012) "Micro partículas com péptidos encefalitogénicos induzem tolerância das células T e melhoram a encefalomielite autoimune experimental".Nature Biotechnology 30: 1217-1224.

27. Nie, S., Yun X., Kim J.G. e Simmons J.W. (2007). "Nanotecnologia: aplicações no cancro". Revisão Anual de Engenharia Biomédica 9: 257-88.

28. Zheng, G., Patolsky F., Cui Y., Wang W.U. e Lieber C.M.(2005) "Multiplexed electrical detection of cancer markers with nanowire sensor matrizes". Nat. Biotechnol. 23 (10): 1294-1301.

29. Loo, C., Lin A., Hirsch L., Lee M.H., Barton J., Halas N., West J., Drezek R. (2004) "Nano shell-enabled photonics-based imaging and therapy of cancer". Technol Cancer Res Treat. 3 (1): 33-40.

30. Nahar M, Dutta T, Murugesan S, Asthana A, Mishra D, Rajkumar V, Tare M, Saraf S, Jain NK. (2006) Functional polymeric nano particles: an efficient and

promising tool for active delivery of bio actives. Crit Rev Ther Drug Carrier Syst. ; 23(4): 259-318.

31. Wong H. L., Xiao Y.W., Reina B. (2012) "Nano technological advances for the delivery of CNS therapeutics" Advanced Drug Delivery Reviews, 64(7):686-700.

32. Davide B., Benjamin L.D., Nicolas J. , Hossein S. Lin-Ping Wu, S. Moein M., Patrick C., Andrieux K (2011) " Nanotechnologies for Alzheimer's disease: diagnosis, therapy and safety issues", Nano medicine: Nanotecnologia, Biologia e Medicina, 7(5):521-540.

33. Freitas R.A. (2005) "Nanotechnology, Nanomedicine and Nanosurgery", Int J Surg 3: 243-245.

34. Sivaramakrishnan S.M., Neelakantan P. "Nanotecnologia em Medicina Dentária - O que é que o futuro nos reserva?" Dentistry 2014, 4:2, http://dx.doi.org/10.4172/2161-1122.1000198.

35. Marco A. Z., Carlo M., James F. L., Robert R. (2013) " Nanomedicina para o tratamento de doenças da retina e do nervo ótico" Curr Opin Pharmacol,13(1): 134-48.

36. Wenjian Z., Yan W., Benjamin T. K. Lee, Chang L., Gang W., Weiyue L. (2014) "Uma nova pomada ocular dispersa em nanoescala para o tratamento da doença do olho seco" *Nanotecnologia* **25** (12): 5101 doi:

10.1088/09574484/25/12/125101.

37. Sahoo S.K., Dilnawaz F., Krishnakumar S. "Nanotechnology in ocular

drug delivery" Drug Discov Today. 13(3-4): 144-151. doi:

10.1016/j.drudis.2007.10.021.

38.   Han M, Gao X, Su JZ, Nie S. Microesferas marcadas com pontos
quânticos para codificação ótica multiplexada de biomoléculas. Natureza,
Biotecnologia.

2001;19:631-635. doi: 10.1038/90228.

39. Gobin, A.M., O'Neal D.P., Watkins D.M., Halas N.J., Drezek R.A., West

J.L., (2005) "Near infrared laser-tissue welding using nano shells as an

exogenous absorber". Lasers Surg Med. 37 (2): 123-129.

40. Banoee, M., Seif S., Nazari Z. E., Jafari F. P., Shahverdi H. R.,

Moballegh A., Moghaddam, K. M., Shahverdi A. R. (2010) "ZnO nano

particles enhanced Antibacterial activity of ciprofloxacin against

Staphylococcus aureus and Escherichia coli". J Biomed Mater Res B Appl

Biomater 93 (2): 557-61.

41. Abraham, S. A. (2010) "Investigadores desenvolvem bolas Bucky para

combater a alergia". Comunicações e relações públicas da Virginia

Commonwealth University. Recuperado em 4 de novembro.

http://www.sciencedaily.com/releases/2007/06/070620115353.htm

42. Cao YC, Jin R, Nam JM, Thaxton CS, Mirkin CA. Sondas de

nanopartículas marcadas com corante Raman para proteínas. JACS. 2003;125:14676-14677. doi: 10.1021/ja0366235.

43. Mustafa M.G., Fouda E.S., Abdel-H., Salem S. A.(2013) "Antibacterial Modificação do algodão com recurso à nanotecnologia" Carbohidratos Polymers, 92(2):943-954.

44. www.nanowerk.com

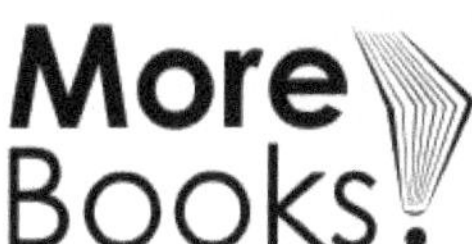

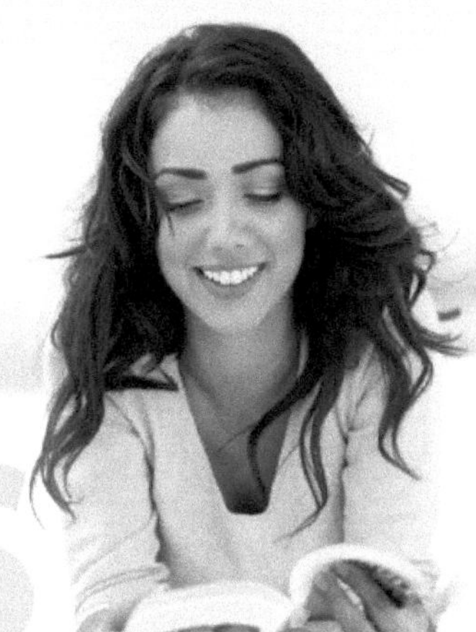

I want morebooks!

Buy your books fast and straightforward online - at one of world's fastest growing online book stores! Environmentally sound due to Print-on-Demand technologies.

Buy your books online at
www.morebooks.shop

Compre os seus livros mais rápido e diretamente na internet, em uma das livrarias on-line com o maior crescimento no mundo! Produção que protege o meio ambiente através das tecnologias de impressão sob demanda.

Compre os seus livros on-line em
www.morebooks.shop

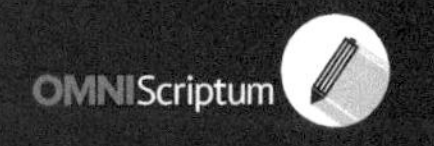

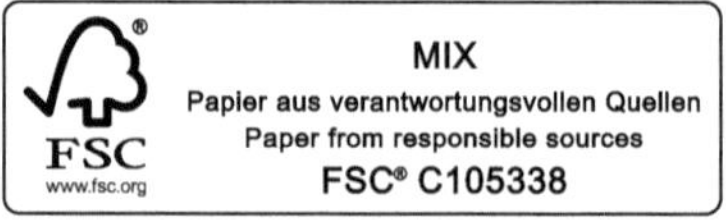

Printed by Books on Demand GmbH, Norderstedt / Germany